JAPANISCHE KRÄUTER, IHRE HERKUNFT UND VERWENDUNG

Entdecke die Heilkraft der japanischen Natur

Mag. Eva Prasch

CONTENTS

Title Page	
I. Einleitung	2
II. Die Naturheilkunde-Tradition in Japan	5
III. Die Vielfalt der japanischen Heilkräuter	11
IV. Traditionelle Anwendungsmethoden	15
V. Integration in die moderne Gesundheitspraxis	19
VI. Nachhaltigkeit und Erhaltung	23
VII. Perspektiven und Ausblick	28
Dank an Leserinnen und Leser	32
ÜBER MICH	34
Impressum	36

MAG. EVA PRASCH

web:
https://evaprasch.com/
https://mailchi.mp/d310096f601e/ratgeber

I. EINLEITUNG

Schön, dass du dich dafür interessierst, die Heilkraft der japanischen Natur zu entdecken! In diesem Buch werden wir gemeinsam die Welt der japanischen Heilkräuter kennenlernen. Du wirst erfahren, wie tief verwurzelt die Naturheilkunde in der japanischen Kultur ist und welche Schätze sie bereithält.

Die Naturheilkunde in Japan ist viel mehr als nur ein paar Kräuter und Pflanzen – sie ist ein faszinierendes Zusammenspiel aus Tradition, Philosophie und moderner Anwendung. Von den fernöstlichen Einflüssen des Shintoismus und Buddhismus bis hin zu den praktischen Anwendungen in der heutigen Zeit – wir werden alles erkunden.

Mein Ziel ist es, dir einen umfassenden Überblick über die Vielfalt der japanischen Heilkräuter zu geben. Du wirst lernen, welche Kräuter in Japan heimisch sind, welche Eigenschaften sie besitzen und wie sie traditionell sowie modern angewendet werden.

Egal, ob du dich für die Geschichte der Naturheilkunde interessierst, praktische Anwendungen kennenlernen möchtest oder einfach neugierig bist – dieses Buch wird dir helfen, die Geheimnisse der japanischen Naturheilkunde näher kennzulernen und ihre Heilkraft für dich zu nutzen.

Lass uns gemeinsam die geheimnisvolle Welt der japanischen Heilkräuter erkunden!

A. Einführung in die Bedeutung der Naturheilkunde in Japan

Zuerst werfen wir einen Blick darauf, warum die Naturheilkunde in Japan eine so wichtige Rolle spielt. Die Naturheilkunde hat dort eine lange und reiche Geschichte, die bis in die frühesten Zeiten der japanischen Kultur zurückreicht.

In Japan ist die enge Verbindung zwischen Mensch und Natur tief verwurzelt. Diese Verbundenheit spiegelt sich in der Philosophie des Shintoismus wider, die die Natur als göttlich betrachtet. Die Vorstellung, dass alles in der Natur eine Seele oder einen Geist besitzt, prägt die japanische Denkweise und hat einen starken Einfluss auf die Naturheilkunde.

Die Japaner haben seit jeher das Wissen und die Weisheit der Natur genutzt, um Krankheiten zu heilen und das Wohlbefinden zu fördern. Kräuter, Pflanzen und andere natürliche Ressourcen werden nicht nur als Mittel zur Heilung betrachtet, sondern auch als Quelle für spirituelle Reinigung und inneres Gleichgewicht.

Ein weiterer wichtiger Aspekt ist die Betonung der Prävention in der japanischen Naturheilkunde. Anstatt nur Krankheiten zu behandeln, wird viel Wert darauf gelegt, sie durch einen gesunden Lebensstil und den richtigen Umgang mit der Natur zu verhindern.

In diesem Sinne ist Naturheilkunde nicht nur eine medizinische Praxis, sondern auch eine Lebensphilosophie, die darauf abzielt, Körper, Geist und Seele in Einklang zu bringen. Diese ganzheitliche Sichtweise ist ein wesentlicher Bestandteil der japanischen Kultur und prägt bis heute die Art und Weise, wie die Menschen dort mit ihrer Gesundheit umgehen.

Entdecken wir gemeinsam die Geheimnisse dieser faszinierenden Heilkunst entdecken!

II. DIE NATURHEILKUNDE-TRADITION IN JAPAN

Jetzt geht's richtig los! Lass uns gemeinsam in die faszinierende Tradition der Naturheilkunde in Japan eintauchen. Diese Tradition hat eine lange und reiche Geschichte, die tief in der japanischen Kultur verwurzelt ist.

Die Wurzeln der japanischen Naturheilkunde reichen weit zurück, und sie wurden stark vom Shintoismus, Buddhismus und Daoismus beeinflusst. Diese philosophischen und religiösen Strömungen betonen alle die Harmonie zwischen Mensch und Natur. Im Shintoismus, zum Beispiel, wird die Natur als heilig angesehen und viele Pflanzen und Kräuter werden als göttliche Geschenke betrachtet.

Ein besonders interessanter Punkt in der Geschichte der japanischen Naturheilkunde ist der Einfluss der chinesischen Medizin. Bereits im frühen Mittelalter wurden chinesische medizinische Texte ins Japanische übersetzt und angepasst. Dies führte zu einer Verschmelzung von einheimischen und chinesischen Heilmethoden, die die japanische Kräuterkunde nachhaltig prägten.

Während der **Edo-Zeit (1603-1868)** erlebte die Naturheilkunde in Japan eine Blütezeit. In dieser Periode entstanden viele bedeutende medizinische Texte, und Heilpraktiker begannen, systematischer vorzugehen. Heilkräuter wurden katalogisiert, und ihre Wirkungen wurden detailliert beschrieben. Diese Zeit brachte auch die Entwicklung spezifischer Anwendungsmethoden und die Verbreitung des Wissens über Heilkräuter in der Bevölkerung mit sich.

Heute hat die japanische Naturheilkunde ihren festen Platz sowohl in der traditionellen als auch in der modernen Medizin. Es gibt viele Kliniken und Heilpraktiker, die auf die Anwendung von Heilkräutern spezialisiert sind, und das Interesse an natürlichen Heilmethoden wächst stetig.

Die Kombination von alten Weisheiten und modernen wissenschaftlichen Erkenntnissen macht die japanische Naturheilkunde zu einer einzigartigen und wertvollen Tradition.

A. Historischer Überblick über die Entwicklung der Naturheilkunde

Die Anfänge reichen bis in die **prähistorische Jomon-Zeit (ca. 14.000–300 v. Chr.)** zurück, als die Menschen die heilenden Kräfte der Natur für sich entdeckten. Schon damals wurden Pflanzen und Kräuter genutzt, um Krankheiten zu behandeln und das allgemeine Wohlbefinden zu fördern.

Ein bedeutender Wendepunkt war der **Einfluss aus China im 6. Jahrhundert n. Chr.** Japanische Gelehrte begannen, chinesische medizinische Texte zu studieren und zu übersetzen. Diese brachten umfassendes Wissen über Heilkräuter und Behandlungsmethoden nach Japan. Die Japaner adaptierten diese Methoden und kombinierten sie mit ihren eigenen traditionellen Praktiken, was eine einzigartige Verschmelzung hervorbrachte.

In der **Heian-Zeit (794–1185)** wurde die Naturheilkunde weiterentwickelt. Adlige und Samurai nutzten Heilkräuter zur Erhaltung ihrer Gesundheit und zur Behandlung von Verletzungen. Wichtige medizinische Texte aus dieser Zeit enthalten detaillierte Beschreibungen von Heilpflanzen und ihren Anwendungen.

Während der **Edo-Zeit (1603–1868)** erlebte die Naturheilkunde eine Blütezeit. Es entstanden zahlreiche medizinische Schulen und Institutionen, die sich der Erforschung und Lehre der Heilkräuter widmeten. Heilpraktiker sammelten und katalogisierten systematisch Kräuter und entwickelten spezifische Anwendungsmethoden. Auch die allgemeine Bevölkerung begann, mehr Wissen über Heilkräuter zu erlangen und sie im Alltag zu nutzen.

Heute kombinieren viele Heilpraktiker traditionelles Wissen mit modernen wissenschaftlichen Erkenntnissen, um effektive Behandlungsmethoden zu entwickeln. Die Naturheilkunde ist in Japan tief verwurzelt und wird sowohl in der traditionellen als auch in der modernen Medizin geschätzt.

B. Einfluss von Shintoismus, Buddhismus und Daoismus auf die Heilkunst

Shintoismus, Buddhismus und Daoismus, die religiösen und philosophischen Strömungen, haben die japanische Naturheilkunde beeinflusst. Diese betonen alle die Harmonie zwischen Mensch und Natur.

Der **Shintoismus, die indigene Religion Japans,** betrachtet die Natur als heilig. Bäume, Berge und Flüsse werden als Wohnstätten von Göttern und Geistern verehrt. Diese tiefe Verbundenheit zur Natur spiegelt sich in der Verwendung von Heilkräutern wider, die als göttliche Geschenke betrachtet werden.

Der **Buddhismus, der im 6. Jahrhundert** aus China nach Japan kam, brachte eine neue Perspektive in die Heilkunst. Die buddhistische Lehre betont das Gleichgewicht und die Harmonie des Körpers und Geistes. Heilkräuter wurden verwendet, um dieses Gleichgewicht zu fördern und Krankheiten zu heilen.

Der **Daoismus**, ebenfalls aus China stammend, beeinflusste die japanische Naturheilkunde durch ihre **Lehren über die Lebensenergie (Ki oder Qi) und die fünf Elemente.** Diese Konzepte wurden in die japanische Heilkunst integriert und halfen, ein ganzheitliches Verständnis der Gesundheit und Krankheit zu entwickeln.

C. Bedeutende Persönlichkeiten und Meister der japanischen Naturheilkunde

Zum Schluss lass uns einige der bedeutenden Persönlichkeiten und Meister der japanischen Naturheilkunde kennenlernen. Diese Menschen haben durch ihre Arbeit und ihr Wissen die Entwicklung der Heilkunst maßgeblich geprägt.

Einer der bekanntesten ist **Manase Dōsan (1507–1594)**, ein Arzt aus der Muromachi-Zeit, der viele wichtige medizinische Texte verfasste und als Begründer der **"Konoha"-Schule** gilt. Seine Werke und Lehren haben die japanische Medizin nachhaltig beeinflusst.

Ein weiterer wichtiger Name ist **Hanaoka Seishū (1760–1835)**, ein Chirurg aus der Edo-Zeit, der für seine Fortschritte in der Anästhesie bekannt ist. Er verwendete eine Kombination von Heilkräutern, um Patienten während chirurgischer Eingriffe zu betäuben, was zu seiner Zeit revolutionär war.

Auch in der modernen Ära gibt es bedeutende Persönlichkeiten wie **Michio Kushi (1926–2014)**, **der die Makrobiotik**, eine Diät und Lebensweise basierend auf traditionellen japanischen Prinzipien, weltweit bekannt machte. Seine Arbeit betont die Bedeutung der Ernährung für die Gesundheit und das Wohlbefinden.

Diese Meister und ihre Lehren sind ein wesentlicher Bestandteil der reichen Geschichte der japanischen Naturheilkunde. Ihre Beiträge haben dazu beigetragen, dass dieses wertvolle Wissen bis heute weitergegeben und angewendet wird.

III. DIE VIELFALT DER JAPANISCHEN HEILKRÄUTER

Nun zeige ich Dir die spannende Welt der japanischen Heilkräuter. Diese Kräuter sind ein wesentlicher Bestandteil der japanischen Naturheilkunde und bieten eine unglaubliche Vielfalt an heilenden Eigenschaften.

A. Beschreibung ausgewählter Heilkräuter und ihrer Eigenschaften

Beginnen wir mit einigen der bekanntesten Heilkräuter in Japan und ihren einzigartigen Eigenschaften:

1. **Shiso (Perilla frutescens)**: Shiso ist ein vielseitiges Kraut, das oft in der japanischen Küche verwendet wird. Es hat entzündungshemmende und antioxidative Eigenschaften und wird zur Behandlung von Atemwegserkrankungen und Hautproblemen eingesetzt.
2. **Ginseng (Panax ginseng)**: Dieses wertvolle Kraut ist bekannt für seine belebenden und stärkenden Eigenschaften. Es wird verwendet, um die Energie zu steigern, das Immunsystem zu stärken und Stress abzubauen.
3. **Kudzu (Pueraria lobata)**: Kudzu ist ein weiteres wichtiges Heilmittel in der japanischen Naturheilkunde. Es wird oft zur Linderung von Migräne und zur Behandlung von Alkoholsucht verwendet. Außerdem hat es entzündungshemmende und fiebersenkende Eigenschaften.
4. **Reishi (Ganoderma lucidum)**: Auch als „Pilz der Unsterblichkeit" bekannt, wird Reishi zur Stärkung des Immunsystems, zur Bekämpfung von Entzündungen und zur Förderung der allgemeinen Gesundheit eingesetzt.

B. Herkunft und Verbreitung in Japan

Jetzt lass uns einen Blick darauf werfen, wo diese Heilkräuter in Japan heimisch sind und wie sie verbreitet wurden:

- **Shiso** wächst in weiten Teilen Japans und wird sowohl wild als auch in Kulturen angebaut. Es ist besonders in den ländlichen Gebieten verbreitet, wo es oft in der traditionellen Küche verwendet wird.
- **Ginseng** kommt vor allem in den kälteren Regionen Japans vor, wie auf Hokkaido. Wild wachsenden Ginseng zu finden, ist eine seltene und wertvolle Entdeckung, daher wird er oft auch in kontrollierten Umgebungen angebaut.
- **Kudzu** ist in ganz Japan verbreitet, besonders aber in den wärmeren südlichen Regionen. Es wächst oft wild und wird als invasives Unkraut betrachtet, ist aber gleichzeitig ein wertvolles Heilmittel.
- **Reishi** wächst hauptsächlich in den feuchten, bewaldeten Gebieten Japans. Dieser Pilz wird in der Natur gesammelt und auch in speziellen Farmen gezüchtet, um die Nachfrage zu decken.

C. Traditionelle und moderne Anwendungen

Nun zu den **Anwendungen dieser Heilkräuter,** sowohl in der traditionellen als auch in der modernen Praxis:

- **Shiso** wird traditionell als Beilage zu Sushi und Sashimi verwendet, um Verdauungsprobleme zu lindern. In der modernen Naturheilkunde findet es auch Anwendung in Form von Tee oder Extrakten zur Behandlung von Allergien und Asthma.
- **Ginseng** wird seit Jahrhunderten in der traditionellen Medizin als Tonikum verwendet. Heute findest du Ginseng in verschiedenen Formen wie Tee, Kapseln und sogar Energydrinks, um seine belebende Wirkung zu nutzen.
- **Kudzu** wurde traditionell als Mittel gegen Fieber und Durchfall verwendet. Heutzutage wird Kudzu-Extrakt in der modernen Medizin erforscht, um seine Wirksamkeit bei der Behandlung von Migräne und zur Unterstützung bei der Suchtbekämpfung zu bestätigen.
- **Reishi** hat in der traditionellen Medizin eine lange Geschichte als Mittel zur Stärkung des Immunsystems und zur Verlängerung des Lebens. Moderne Anwendungen umfassen Nahrungsergänzungsmittel und Extrakte, die zur Unterstützung bei der Behandlung von chronischen Krankheiten und zur Verbesserung der allgemeinen Gesundheit verwendet werden.

Es gibt noch weiteres Interessantes in der Welt der japanischen Heilkräuter und vielleicht kannst Du sogar einige dieser Kräuter in deinem eigenen Leben auszuprobieren! Entdecke mit mir die wunderbaren Geheimnisse dieser Pflanzen!

IV. TRADITIONELLE ANWENDUNGSMETHODEN

Die verschiedenen traditionellen Anwendungsmethoden der japanischen Heilkräuter sind über Jahrhunderte hinweg entwickelt worden und bieten eine Vielzahl von Möglichkeiten, die heilenden Kräfte der Natur zu nutzen.

A. Zubereitung von Kräutertees, Tinkturen und Ölen

Beginnen wir mit der Zubereitung von Kräutertees, Tinkturen und Ölen:

1. **Kräutertees:** Die einfachste und gebräuchlichste Methode, Heilkräuter zu nutzen, ist die Zubereitung von Tees. Du kannst getrocknete Kräuter wie Shiso oder Ginseng in heißem Wasser ziehen lassen. Es ist wichtig, den Tee zugedeckt ziehen zu lassen, um die ätherischen Öle und Wirkstoffe im Tee zu halten. Je nach Kraut kann die Ziehzeit variieren, aber in der Regel sind 5-10 Minuten ausreichend.
2. **Tinkturen:** Tinkturen sind konzentrierte Flüssigextrakte, die durch das Einweichen von Kräutern in Alkohol oder Essig hergestellt werden.
Um eine Tinktur herzustellen, füllst du ein Glas mit getrockneten oder frischen Kräutern und übergießt sie mit Alkohol (zum Beispiel Wodka) oder Apfelessig. Verschließe das Glas und lass es an einem dunklen, kühlen Ort für etwa 4-6 Wochen stehen, wobei du es regelmäßig schüttelst. Danach wird die Flüssigkeit abgeseiht und in dunkle Flaschen gefüllt.
3. **Öle:** Kräuteröle werden hergestellt, indem du Heilkräuter in ein Trägeröl (wie Oliven- oder Jojobaöl) einlegst. Das Öl zieht die Wirkstoffe aus den Kräutern heraus. Fülle ein Glas mit den Kräutern und übergieße sie mit dem Trägeröl, bis sie vollständig bedeckt sind. Verschließe das Glas und stelle es für mehrere Wochen an einen sonnigen Platz. Danach wird das Öl abgeseiht und in dunkle Flaschen gefüllt.

B. Anwendungen wie Umschläge, Bäder und Massagen

Nun zu den äußeren Anwendungen von Heilkräutern:

1. **Umschläge:** Umschläge sind eine wirkungsvolle Methode, um die heilenden Eigenschaften von Kräutern direkt auf die Haut zu bringen. Du kannst einen Umschlag herstellen, indem du frische oder getrocknete Kräuter in heißem Wasser einweichst, sie dann in ein Tuch wickelst und auf die betroffene Stelle legst. Umschläge können bei Schmerzen, Entzündungen und Hautproblemen helfen.
2. **Bäder:** Heilkräuterbäder sind eine wunderbare Möglichkeit, Körper und Geist zu entspannen. Du kannst Kräuter wie **Lavendel, Kamille oder Reishi in ein Musselin- oder Baumwollsäckchen** füllen und es ins Badewasser hängen. Alternativ kannst du auch einen starken Kräutertee zubereiten und ihn ins Badewasser gießen. Ein 20-30 minütiges Bad kann helfen, Stress abzubauen und die Haut zu beruhigen.
3. **Massagen:** Kräuteröle eignen sich hervorragend für Massagen. Du kannst das selbst hergestellte Kräuteröl verwenden, um die Haut zu pflegen und die heilenden Eigenschaften der Kräuter direkt aufzunehmen. Massagen mit Kräuterölen können die Durchblutung fördern, Muskelverspannungen lösen und die Entspannung unterstützen.

C. Rituale und Zeremonien im Zusammenhang mit der Anwendung von Heilkräutern

Schließlich schauen wir uns die Rituale und Zeremonien an, die traditionell mit der Anwendung von Heilkräutern verbunden sind:

In der japanischen Kultur spielen Rituale und Zeremonien eine wesentliche Rolle. Die Verwendung von Heilkräutern ist oft in spirituelle Praktiken eingebettet, die darauf abzielen, Körper und Geist in Einklang zu bringen.

1. **Räucherzeremonien:** In Shinto- und buddhistischen Traditionen werden Heilkräuter wie Beifuß und Sandelholz oft verbrannt, um Räume zu reinigen und böse Geister zu vertreiben. Diese Räucherzeremonien sind tief verwurzelt in der Kultur und sollen Frieden und Harmonie fördern.
2. **Teezeremonien:** Die japanische Teezeremonie ist nicht nur eine Kunstform, sondern auch eine meditative Praxis, die den Geist beruhigt und die Sinne schärft. Bestimmte Kräutertees werden in diesen Zeremonien verwendet, um die heilenden Eigenschaften der Kräuter zu genießen und gleichzeitig eine tiefe Verbindung zur Natur zu erleben.
3. **Meditation und Gebet:** Bei der Anwendung von Heilkräutern, insbesondere in der traditionellen Medizin, sind Meditation und Gebet oft Teil des Prozesses. Diese Praktiken helfen, die heilenden Energien der Kräuter zu aktivieren und ihre Wirkung zu verstärken.

Durch diese traditionellen Anwendungsmethoden kannst du die heilenden Kräfte der japanischen Heilkräuter voll ausschöpfen und sie in dein tägliches Leben integrieren.

V. INTEGRATION IN DIE MODERNE GESUNDHEITSPRAXIS

Hey, jetzt wollen wir uns anschauen, wie die traditionelle japanische Naturheilkunde ihren Platz in der modernen Gesundheitspraxis gefunden hat. Die Kombination von altem Wissen und modernen wissenschaftlichen Erkenntnissen bietet faszinierende Möglichkeiten.

A. Aktuelle wissenschaftliche Erkenntnisse und Studien zur Wirksamkeit

In den letzten Jahren haben zahlreiche wissenschaftliche Studien die Wirksamkeit japanischer Heilkräuter untersucht. Diese Studien bestätigen oft das, was traditionelle Heiler seit Jahrhunderten wissen:

1. **Ginseng:** Studien haben gezeigt, dass Ginseng antioxidative, entzündungshemmende und immunmodulierende Eigenschaften hat. Es wird oft verwendet, um die geistige und körperliche Leistungsfähigkeit zu verbessern und Stress abzubauen.
2. **Reishi:** Die Forschung hat bewiesen, dass Reishi das Immunsystem stärken und entzündungshemmend wirken kann. Es wird auch für seine potenziellen Anti-Krebs-Eigenschaften untersucht.
3. **Shiso:** Shiso enthält hohe Mengen an Omega-3-Fettsäuren und hat antiallergische und entzündungshemmende Eigenschaften. Studien haben gezeigt, dass es bei der Behandlung von Asthma und Allergien hilfreich sein kann.
4. **Kudzu:** Kudzu wird für seine antioxidativen Eigenschaften und seine Wirksamkeit bei der Behandlung von Alkoholabhängigkeit und Migräne untersucht. Studien deuten darauf hin, dass Kudzu-Extrakte helfen können, den Alkoholkonsum zu reduzieren und Kopfschmerzen zu lindern.

B. Verwendung von japanischen Heilkräutern in der modernen Medizin und Naturheilkunde

Heute werden japanische Heilkräuter nicht nur in der traditionellen Medizin, sondern auch in der modernen Medizin und Naturheilkunde verwendet:

1. **Kliniken und Praxen:** Viele Kliniken und Heilpraktiker integrieren japanische Heilkräuter in ihre Behandlungspläne. Ginseng und Reishi werden häufig zur Unterstützung des Immunsystems und zur Förderung der allgemeinen Gesundheit verwendet.
2. **Nahrungsergänzungsmittel:** Japanische Heilkräuter sind in Form von Kapseln, Pulvern und Tees weit verbreitet. Diese Ergänzungsmittel sind leicht verfügbar und bieten eine praktische Möglichkeit, die heilenden Eigenschaften der Kräuter zu nutzen.
3. **Kosmetik und Hautpflege:** Heilkräuter wie Shiso und Reishi werden in der Kosmetikindustrie verwendet, um Hautpflegeprodukte herzustellen, die entzündungshemmende und antioxidative Eigenschaften haben. Diese Produkte helfen, die Haut zu beruhigen und zu schützen.

C. Praktische Tipps für die Anwendung im Alltag

Hier sind einige praktische Tipps, wie du japanische Heilkräuter in deinen Alltag integrieren kannst:

1. **Tägliche Tees:** Beginne deinen Tag mit einem Kräutertee. Ginseng oder Shiso-Tee können dir helfen, deinen Tag mit Energie und Klarheit zu starten. Gieße einfach heißes Wasser über die Kräuter und lasse sie für 5-10 Minuten ziehen.
2. **Ergänzungsmittel:** Verwende Nahrungsergänzungsmittel, um von den Vorteilen der Heilkräuter zu profitieren. Kapseln mit Reishi-Extrakt oder Ginseng können eine einfache Möglichkeit sein, deine Gesundheit zu unterstützen.
3. **Kräuteröle:** Massiere Kräuteröle in deine Haut ein, um von ihren heilenden Eigenschaften zu profitieren. Ein Öl mit Shiso oder Reishi kann entzündungshemmend wirken und deine Haut pflegen.
4. **Kochrezepte:** Integriere Heilkräuter in deine Ernährung. Verwende Shiso-Blätter in Salaten oder als Garnitur für Sushi. Du kannst auch Ginseng in Suppen oder Eintöpfen verwenden.
5. **Entspannung:** Nimm ein entspannendes Kräuterbad. Füge getrocknete Kräuter wie Lavendel oder Kamille ins Badewasser und genieße die beruhigende Wirkung.

Die Integration von japanischen Heilkräutern in deinen Alltag kann deine Gesundheit und dein Wohlbefinden auf natürliche Weise unterstützen.

Probiere diese alten Heilmittel aus und genieße ihre Vorteile!

VI. NACHHALTIGKEIT UND ERHALTUNG

Diese wertvollen Pflanzen sind ein wesentlicher Bestandteil der traditionellen Medizin und es ist wichtig, sie für zukünftige Generationen zu bewahren.

A. Herausforderungen im Zusammenhang mit dem Schutz und der Bewahrung der Heilkräuter

Die Erhaltung von Heilkräutern steht vor einigen Herausforderungen:

1. **Übernutzung:** Durch die steigende Nachfrage nach Heilkräutern kann es zu Übernutzung und Überernte kommen. Dies gefährdet die natürlichen Bestände und führt dazu, dass einige Arten selten oder sogar vom Aussterben bedroht werden.
2. **Lebensraumverlust:** Urbanisierung und landwirtschaftliche Expansion führen zur Zerstörung natürlicher Lebensräume. Viele Heilkräuter wachsen in spezifischen Umgebungen, und wenn diese zerstört werden, können die Pflanzen nicht mehr gedeihen.
3. **Klimawandel:** Der Klimawandel beeinflusst die Wachstumsbedingungen für viele Heilkräuter. Temperaturänderungen, veränderte Niederschlagsmuster und extreme Wetterereignisse können das Wachstum und die Verbreitung dieser Pflanzen beeinträchtigen.

B. Projekte und Initiativen zur nachhaltigen Nutzung und Erhaltung

Es gibt zahlreiche Projekte und Initiativen, die sich für die nachhaltige Nutzung und Erhaltung von Heilkräutern einsetzen:

1. **Anbauprojekte:** In Japan und weltweit gibt es Projekte, die sich auf den nachhaltigen Anbau von Heilkräutern konzentrieren. Diese Initiativen fördern den Anbau von Heilkräutern in kontrollierten Umgebungen, um die natürlichen Bestände zu schonen.
2. **Naturschutzgebiete:** Einige Regionen haben Schutzgebiete eingerichtet, in denen Heilkräuter in ihrem natürlichen Lebensraum gedeihen können. Diese Gebiete sind vor menschlichen Eingriffen geschützt und bieten einen sicheren Raum für seltene und gefährdete Pflanzenarten.
3. **Bildungsprogramme:** Bildung ist ein wichtiger Aspekt der Erhaltung. Durch Programme und Workshops wird das Bewusstsein für die Bedeutung der Heilkräuter und die Notwendigkeit ihres Schutzes geschärft. Diese Programme richten sich sowohl an Fachleute als auch an die breite Öffentlichkeit.

C. Empfehlungen für den verantwortungsvollen Umgang mit Heilkräutern

Hier sind einige Empfehlungen, wie du verantwortungsvoll mit Heilkräutern umgehen kannst:

1. **Nachhaltiger Einkauf:** Kaufe Heilkräuter aus nachhaltigen Quellen. Achte darauf, dass die Produkte aus kontrolliertem Anbau stammen und umweltfreundlich geerntet wurden.
2. **Eigener Anbau:** Ziehe in Erwägung, deine eigenen Heilkräuter anzubauen. Das ist nicht nur nachhaltig, sondern auch eine erfüllende Tätigkeit. Viele Heilkräuter können in Gärten oder sogar in Töpfen auf dem Balkon oder der Fensterbank gezogen werden.
3. **Bewusster Konsum:** Nutze Heilkräuter bewusst und achtsam. Überlege, welche Mengen du wirklich benötigst, und vermeide Verschwendung. Jede Pflanze ist kostbar und sollte mit Respekt behandelt werden.
4. **Unterstütze Naturschutzinitiativen:** Engagiere dich in Projekten und Initiativen, die sich für die Erhaltung von Heilkräutern einsetzen. Du kannst spenden, an Freiwilligenprogrammen teilnehmen oder einfach das Bewusstsein in deinem Umfeld schärfen.
5. **Weitergabe von Wissen: Teile dein Wissen über Heilkräuter und deren nachhaltige Nutzung** mit anderen. Je mehr Menschen über die Bedeutung und den Schutz von Heilkräutern informiert sind, desto besser können wir gemeinsam zu ihrer Erhaltung beitragen.

Indem du diese Empfehlungen befolgst, trägst du dazu bei, dass Heilkräuter auch in Zukunft eine wichtige Rolle in der Medizin und im Alltag spielen können.

MAG. EVA PRASCH

Lass uns gemeinsam handeln und die Vielfalt der japanischen Heilkräuter für kommende Generationen bewahren!

VII. PERSPEKTIVEN UND AUSBLICK

Nun sind wir am Ende unserer Reise durch die Welt der japanischen Heilkräuter angekommen. Lass uns einen Blick auf die wichtigsten Erkenntnisse werfen, das Potenzial und die Zukunft der japanischen Naturheilkunde betrachten und einige inspirierende Geschichten und Erfahrungen teilen.

A. Zusammenfassung der wichtigsten Erkenntnisse

Zuerst fassen wir die wichtigsten Punkte zusammen, die du auf dieser Reise gelernt hast:

1. **Reiche Tradition:** Die japanische Naturheilkunde hat eine lange Geschichte und ist tief in den kulturellen und spirituellen Praktiken des Landes verwurzelt. Sie vereint Wissen aus dem Shintoismus, Buddhismus und Daoismus.
2. **Vielfalt der Heilkräuter:** Japan bietet eine erstaunliche Vielfalt an Heilkräutern mit unterschiedlichen heilenden Eigenschaften. Kräuter wie Ginseng, Reishi, Shiso und Kudzu sind nur einige Beispiele für die wertvollen Pflanzen, die in der traditionellen und modernen Medizin verwendet werden.
3. **Traditionelle Anwendungsmethoden:** Du hast verschiedene traditionelle Methoden kennengelernt, um Heilkräuter zu nutzen, wie Tees, Tinkturen, Öle, Umschläge, Bäder und Massagen. Diese Methoden sind einfach in den Alltag zu integrieren und bieten viele gesundheitliche Vorteile.
4. **Moderne Integration:** Japanische Heilkräuter finden auch in der modernen Medizin und Naturheilkunde Anwendung. Wissenschaftliche Studien bestätigen ihre Wirksamkeit, und sie werden in Kliniken, Nahrungsergänzungsmitteln und Kosmetikprodukten verwendet.
5. **Nachhaltigkeit und Erhaltung:** Es ist wichtig, Heilkräuter nachhaltig zu nutzen und ihre natürlichen Lebensräume zu schützen. Projekte und Initiativen weltweit arbeiten daran, diese wertvollen Pflanzen für zukünftige Generationen zu bewahren.

B. Potenzial und Zukunft der japanischen Naturheilkunde

Die Zukunft der japanischen Naturheilkunde sieht vielversprechend aus:

1. **Wissenschaftliche Forschung:** Die fortlaufende Forschung wird weiterhin die Wirksamkeit und die Anwendungsmöglichkeiten von Heilkräutern untersuchen. Neue Erkenntnisse könnten zu noch breiteren Einsatzmöglichkeiten in der Medizin führen.
2. **Globalisierung:** Die weltweite Verbreitung von Wissen über japanische Heilkräuter kann zu einer stärkeren Integration dieser Pflanzen in globale Gesundheitssysteme führen. Immer mehr Menschen entdecken die Vorteile der Naturheilkunde und integrieren sie in ihren Alltag.
3. **Nachhaltige Praktiken**: Mit einem wachsenden Bewusstsein für Nachhaltigkeit und Umweltschutz werden nachhaltige Anbaumethoden und Erhaltungsprojekte weiter an Bedeutung gewinnen. Dies wird sicherstellen, dass Heilkräuter auch in Zukunft verfügbar sind.
4. **Innovative Anwendungen:** Die Kombination von traditionellem Wissen und moderner Technologie eröffnet neue Wege, Heilkräuter zu nutzen. Dies könnte zu innovativen Produkten und Behandlungsmethoden führen, die die Vorteile der Naturheilkunde maximieren.

C. Inspirierende Geschichten und Erfahrungen

Zum Abschluss möchte ich dir einige inspirierende Geschichten und Erfahrungen teilen:

1. **Die Heilung von Frau T.:** Frau T., eine Bewohnerin eines kleinen Dorfes in Japan, litt jahrelang unter chronischen Gelenkschmerzen. Durch die regelmäßige Anwendung von Reishi-Tinktur und Kudzu-Umschlägen konnte sie ihre Schmerzen erheblich lindern und ihre Lebensqualität verbessern. Ihre Geschichte zeigt die Kraft der Heilkräuter in der traditionellen Anwendung.
2. **Das nachhaltige Anbauprojekt in Hokkaido:** In Hokkaido gibt es ein Gemeinschaftsprojekt, bei dem Heilkräuter nachhaltig angebaut und geerntet werden. Die Gemeinschaft arbeitet eng mit lokalen Bauern zusammen, um sicherzustellen, dass die Pflanzen in ihrer natürlichen Umgebung gedeihen. Dieses Projekt dient als Modell für nachhaltige Landwirtschaft und zeigt, wie Tradition und Innovation Hand in Hand gehen können.

Diese Geschichten und Erfahrungen zeigen, wie die Weisheit der Vergangenheit und die Möglichkeiten der Zukunft zusammenkommen, um eine gesunde und nachhaltige Lebensweise zu fördern.

Versuche die Kraft der japanischen Naturheilkunde in dein eigenes Leben zu integrieren!

DANK AN LESERINNEN UND LESER

Liebe Leserinnen und Leser,

ich möchte mich von ganzem Herzen bei Dir bedanken. Deine Neugier und Dein Interesse an der japanischen Naturheilkunde haben diese Reise erst möglich gemacht.

Es war mir eine Freude, Dich in die faszinierende Welt der Heilkräuter einzuführen und das jahrhundertealte Wissen dieser Tradition mit Dir zu teilen.

Dein Engagement und Deine Offenheit, Neues zu lernen und auszuprobieren, sind inspirierend. Jeder trägt dazu bei, dass dieses wertvolle Wissen weiterlebt und in die moderne Zeit getragen wird.

Deine Bereitschaft, Heilkräuter in Dein Leben zu integrieren und ihren Nutzen zu erkennen, zeigt, wie wichtig es ist, die Verbindung zur Natur zu pflegen und zu schätzen.

Ich hoffe, dass dieses Buch Dich nicht nur informiert, sondern auch inspiriert hat.

Möge es Dich auf Deinem Weg zu einem gesunden und harmonischen Leben begleiten.

Die Weisheit und Kraft der Heilkräuter steht jedem von uns zur Verfügung, und ich bin dankbar, dass Du Dich entschieden hast, sie zu entdecken und zu nutzen.

Vielen Dank für Deine Zeit, Dein Vertrauen und Deine Leidenschaft.

Gemeinsam können wir die alte Weisheit der Naturheilkunde bewahren und ihre heilenden Kräfte für zukünftige Generationen sichern.

Mit herzlichen Grüßen und den besten Wünschen für Deine Gesundheit und Dein Wohlbefinden,

Eva

ÜBER MICH

Schön, dass du mehr über mich erfahren möchtest! Ich bin Eva und ich hatte das große Glück, drei Jahre in Japan zu leben. Diese Zeit hat mein Leben auf so viele wunderbare Weise bereichert und verändert.

Als ich nach Japan kam, war ich sofort fasziniert von der Kultur, der Natur und vor allem von den traditionellen Heilmethoden des Landes.
Die japanische Naturheilkunde und die Verwendung von Heilkräutern haben mich besonders interessiert.
Ich wollte nicht nur das moderne Japan kennenlernen, sondern auch in die alten Weisheiten und Praktiken eintauchen, die dort seit Jahrhunderten gepflegt werden.

In diesen drei Jahren habe ich viel gelernt und erlebt. Ich habe die verschiedenen Heilkräuter entdeckt, ihre Anwendung studiert und gelernt, wie tief sie in der japanischen Kultur verwurzelt sind. Von den belebenden Tees bis hin zu den entspannenden Kräuterbädern – jede Erfahrung hat mein Verständnis und meine Wertschätzung für die natürliche Heilkunst vertieft.

Ich hatte das Privileg, von erfahrenen Kräuterheilkundigen und traditionellen Medizinern zu lernen. Ihre Geschichten, ihr Wissen und ihre Hingabe haben mich inspiriert, dieses Wissen weiterzugeben und zu teilen. Diese Menschen haben mir gezeigt, wie wichtig es ist, im Einklang mit der Natur zu leben und die heilenden Kräfte der Pflanzen zu nutzen.

Die drei Jahre in Japan waren eine transformative Zeit für mich.

Sie haben mich gelehrt, auf die kleinen Dinge im Leben zu achten und die Schönheit und Heilkraft der Natur zu schätzen. Diese Erfahrungen möchte ich nun mit dir teilen. Mein Ziel ist es, dir die Welt der japanischen Heilkräuter näherzubringen und dir zu zeigen, wie du ihre Vorteile in dein eigenes Leben integrieren kannst.

Ich hoffe, dass du genauso viel Freude und Nutzen aus diesem Wissen ziehst, wie ich es getan habe. Lass uns gemeinsam die wunderbaren Heilkräfte der japanischen Natur entdecken und nutzen.

Herzliche Grüße,
Eva

IMPRESSUM

Mag. Eva Prasch

Abt Balthasar-Straße 7

2651 Reichenau an der Rax

web:
https://evaprasch.com/
https://mailchi.mp/d310096f601e/ratgeber

Vervielfältigung nur mit Genehmigung des Herausgebers gestattet. Verwendung oder Verarbeitung durch unautorisierte Dritte in allen gedruckten, audiovisuellen, akustischen oder anderen Medien ist untersagt.
Die Textrechte verbleiben beim Autor, dessen Einverständnis zur Veröffentlichung hier vorliegt. Für Satzfehler keine Haftung.
Impressum
Autor Mag. Eva Prasch,

© 2023 Mag. Eva Prasch. Alle Rechte vorbehalten.
Satz: Mag. Eva Prasch
Umschlag: Mag. Eva Prasch

Druck und Bindung: Mag. Eva Prasch

www.ingramcontent.com/pod-product-compliance
Lightning Source LLC
Chambersburg PA
CBHW072056230526
45479CB00010B/1097